AF321252

MÉDECINE DES CHEMINS DE FER.

SIMULATION DES DOULEURS

CONSÉCUTIVES AUX TRAUMATISMES.

DU MÊME AUTEUR :

Fracture de la colonne vertébrale, réduction des fragments déplacés ;
retour immédiat de la sensibilité et de la motilité ; guérison.
(*Bull. méd. du Nord*, 1873, 61. — *Gazette des Hôpitaux*, 17 avril
1873, p. 346.)

Contribution à l'étude de la myosite. (*Journal des Sciences médicales
de Lille*, 1879.)

Note sur la pustule maligne en Flandre (*Ibidem*, 1879.)

Médecine des chemins de fer. — Côté médico-légal de l'affaire du
chauffeur G. E. contre l'État-Belge. *Lille*, 1880.

Doigtier métallique pour le traitement des plaies des doigts. (*Journal
des Sciences médicales de Lille*, 1880.)

Quelques faits relatifs à l'emploi des pulvérisations phéniquées comme
anesthésique local. (*Ibidem* et la *Thérapeutique contemporaine
médicale et chirurgicale*, 1881 p. 433.)

MÉDECINE DES CHEMINS DE FER.

SIMULATION DES DOULEURS

CONSÉCUTIVES AUX TRAUMATISMES.

Diagnostic par les courants induits et interrompus.

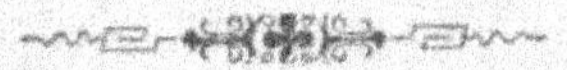

PAR LE Dʳ Fʀ. GUERMONPREZ.

PARIS,
LIBRAIRIE J.-B. BAILLIÈRE ET FILS,
19, RUE HAUTEFEUILLE, 19
(près du boulevard Saint-Germain).
1881.

SIMULATION DES DOULEURS

CONSÉCUTIVES AUX TRAUMATISMES.

DIAGNOSTIC PAR LES COURANTS INDUITS ET INTERROMPUS.

On sait que parmi les simulateurs de blessures, il s'en trouve qui n'ont absolument rien, et d'autres qui, réellement blessés, présentent des lésions aggravées, entretenues ou exagérées dans leurs conséquences.

On sait aussi que, dans les circonstances où il n'existe même pas de cicatrice, le médecin peut toujours, à l'aide de quelques artifices, arriver à déterminer la réalité d'une paralysie ou d'une contracture.

Le baron H. Larrey a pu établir plusieurs de ces diagnostics en examinant le patient après l'avoir anesthésié. M. le docteur Edm. Boisseau est arrivé surtout par la recherche des signes objectifs et par une observation attentive et prolongée, qui permet de surprendre le simulateur à un moment où il a oublié son rôle. (*Des maladies simulées et des moyens de les reconnaître*. Leçons du Val-de-Grâce. Paris 1870 p. 437).

Il faut reconnaître toutefois, avec M. le professeur Tourdes, que « l'erreur la plus facile est (encore) celle qui consiste à méconnaître les blessures qui ne s'annoncent par aucun signe extérieur » (art. BLESSURES 1876 du *dict. encycl.* p. 739). L'erreur est surtout facile, lorsque le patient rapporte de la douleur à un traumatisme ancien, sans que ce traumatisme ait présenté ni plaie, ni fracture, ni luxation.

Ici les signes objectifs n'existent pas ; l'observation attentive et prolongée ne peut rien apprendre d'important ; et l'anesthésie ne supprime aucun artifice.

La douleur affirmée par un blessé ne peut cependant pas être niée *a priori*, lorsque, si près de nous, le professeur Tardieu a écrit que des accidents « peu connus » ont un début obscur, une marche insidieuse, des progrès très lents et finissent lentement mais sûrement par amener la mort plusieurs années après l'accident qui en est la cause première.

Le célèbre médecin-légiste ajoutait que, autant ces faits sont *peu connus*, autant l'on est disposé à les méconnaître au début et à les ranger parmi les cas, si nombreux en pareille matière, de plaintes exagérées ou de simulation. (*Etude médico-légale sur les blessures*. Paris 1879, p. 385).

Sans vouloir spécifier si, après les traumatismes, les altérarations douloureuses ont leur siège dans les muscles, dans les nerfs, les tendons, les aponévroses ou ailleurs, nous avons cru devoir profiter d'une série de faits pour rechercher un *criterium* dans l'exploration des parties douloureuses à l'aide de l'électricité.

Obs. I. — Le premier cas est celui du chauffeur G. E., de la Compagnie du Nord, qui, après un accident de chemin de fer à Mouscron, le 2 novembre 1878, se plaignait entre autres choses d'une douleur très tenace, localisée plus ou moins exactement au côté gauche de la région lombaire.

Il était aisé d'explorer comparativement les deux côtés de la région lombaire et de connaître l'influence du passage du courant électrique.

Chez cet homme, le côté douloureux s'est montré plus sensible que la région symétrique relativement intacte.

Il fallait donc, pour une bonne exploration, placer le patient dans des conditions telles qu'il ne puisse suivre les manœuvres de l'explorateur.

Un bon appareil à courants induits et interrompus suffit pour y parvenir.

C'est celui de Morin, modifié par M. Chardin, qui a été employé. Le patient tourne le dos à l'explorateur. Celui-ci tient d'une main les deux électrodes de l'instrument et de l'autre il manœuvre le régulateur, qui, dans l'appareil Morin-Chardin, est marqué d'un chiffre 8.

Ce régulateur est un simple cylindre de cuivre, que l'on tire d'autant plus qu'on veut augmenter davantage l'intensité du courant induit [1].

La manœuvre de ce régulateur se fait aisément à l'insu du patient

Celui-ci ne peut pas entendre une manœuvre qui se fait sans aucun bruit.

Lorsqu'il veut, en épiant et surtout en écoutant les mouvements du médecin, présumer de la manœuvre de l'instrument, on comprend aisément que le bruit continu de la sonnerie du trembleur vient le dérouter. Ce bruissement persistant est plus que suffisant pour troubler un simulateur. Il perd par là les indications qu'il voudrait chercher dans les bruits qui se passent autour de lui. Il est vrai que dans certains autres appareils à courants induits et interrompus, l'intensité du son du trembleur peut être modifiée par l'intensité du courant ; mais

[1] Il est aisé de vérifier sur soi-même que, plus le cylindre du régulateur est enfoncé, plus le courant est faible, la douleur nulle, la contraction musculaire peu appréciable ; au contraire, plus le cylindre régulateur est retiré, plus le courant est violent, la douleur difficile à supporter, et la contraction musculaire nettement indiquée par la brusquerie et la violence du soubresaut de la masse charnue.

dans ces circonstances, on a toujours la ressource de distraire l'attention du patient, en lui faisant suivre avec sollicitude une conversation de grande importance, tandis que l'explorateur poursuit ses recherches avec indépendance.

Reste donc la nécessité d'empêcher le patient de voir le maniement de l'appareil.

On y arrive aisément, soit en le plaçant de manière à tourner le dos à la personne qui explore, soit en maintenant les yeux fermés à l'aide d'un bandeau ou mieux à l'aide des doigts.

Dans ces conditions, on peut recourir à un certain nombre d'artifices pour établir la sincérité du blessé.

Admettons que le blessé affirme, ainsi que le fait le chauffeur G. E., l'existence d'une douleur sur le côté gauche de la région lombaire. Si un même courant est appliqué successivement à droite et à gauche, le patient devra accuser *une sensibilité plus grande du côté de la douleur,* c'est-à-dire à gauche.

1° Un premier artifice consiste à appliquer un courant notablement plus intense du côté sain (à droite), et tout aussitôt un courant notablement moindre sur le côté douloureux (à gauche). Si le sujet est un simulateur, il affirme avoir mieux senti le courant du côté qu'il dit être douloureux. Si le sujet est sincère, il affirmera tout simplement ce qu'il éprouve.

2° Un second artifice consiste à ouvrir le courant électrique, c'est-à-dire à interrompre le passage du fluide électrique sans que le patient soit averti, et surtout sans que la sonnerie soit interrompue. Pour cela, les électrodes sont appliqués sur la peau comme d'ordinaire, mais l'un des fils conducteurs n'est pas fixé à l'appareil. Si, dans cette manœuvre, le sujet affirme qu'il sent encore le passage du fluide électrique, on peut conclure que c'est un simulateur.

3° Enfin il est utile de contrôler les observations les unes par les autres, en employant successivement le gros fil, le fil fin, et la somme des courants. Bien qu'ils ne soient pas toujours concordants, les résultats n'en sont pas moins importants à connaître. La cause de cette différence dans les résultats sera peut-être connue plus tard. On ne peut actuellement qu'en tenir bonne note.

Pendant toutes les modifications, le trembleur fait le même bruit : toujours l'explorateur peut appliquer les électrodes de la même façon, avec précaution, et surtout sans appuyer avec une telle force, que le patient accuse de la douleur par le fait de la compression, avant qu'il lui soit possible d'apprécier la sensation que donne l'électricité ; toujours aussi le résultat sera prévu, si le sujet n'est pas un simulateur.

C'est en variant ainsi les moyens et en les contrôlant l'un par l'autre, qu'il a été possible de reconnaître l'exactitude de quelques faits importants. Le chauffeur G. E. accuse toujours une douleur plus intense à gauche qu'à droite pour un même courant employé. Cet homme ressent une douleur, lorsqu'un courant faible est appliqué à gauche, alors qu'il supporte aisément ce même courant sur le côté droit. Enfin, il apprécie le passage d'un courant très faible, lorsque les électrodes sont appliqués à gauche, tandis qu'il n'éprouve absolument aucune sensation qui indique l'influence de l'électricité, si ce même courant très faible est appliqué à droite.

Ce résultat semble déjà concluant ; car en variant les expériences, en les multipliant, en fatiguant au besoin le patient, on arrive à déjouer un simulateur, *pourvu qu'on ne se serve pas de courants d'une brutalité trop violente* (1).

Ce même mode d'exploration a cependant fourni des renseignements encore plus importants. Il est un acte, en effet, « que le chauffeur **ne peut pas simuler**, c'est *le soubresaut limité d'un corps charnu*. Or, ce soubresaut se fait constamment à l'aide d'un courant faible du côté gauche, tandis qu'il faut toujours un courant notablement plus intense, pour obtenir un résultat analogue de l'autre côté (2). »

Il est à peine besoin de rappeler, en effet, qu'un courant d'une certaine intensité provoque le soubresaut musculaire de toute une région, soubresaut brutal, qui n'a rien de précis. Quand, au contraire,

---

(1) En effet, dans ce cas, le patient est bien plus préoccupé de voir finir sa torture que d'éclairer le médecin sur les douleurs qu'il éprouve et qu'il doit comparer. Il y a plus : la fatigue que détermine un courant brutal rend les perceptions trop obtuses, pour qu'il soit encore possible d'apprécier et surtout de comparer des sensations délicates.

(2) *Côté médico-légal de l'affaire G. E. contre l'Etat-Belge.* Lille, 1880, p. 10.

on emploie un courant modéré, comme on le fait habituellement en électrothérapie pour le système musculaire, alors il faut attendre un instant pour observer le soubresaut musculaire, et on reconnaît très aisément que ce soubresaut est limité, parfois même très limité entre les deux électrodes, ou bien à une certaine distance de l'un des deux.

Il est vrai que certains points sont de véritables lieux d'élection pour déterminer la contraction musculaire, ainsi que l'a fort bien établi Duchenne (de Boulogne). Ce qu'on peut conclure de là, c'est que tous les points de la surface cutanée ne sont pas comparables entre eux ; mais ce fait n'empêche pas de considérer *les régions symétriques comme parfaitement comparables.*

Il est donc justifié de faire la comparaison entre le côté droit et le gauche. C'est ainsi qu'il a été possible d'établir la réalité de la douleur indiquée sur le côté gauche de la région lombaire du chauffeur G. E.

Cette première observation, très importante, est aussi la seule dans laquelle il nous ait été donné de trouver d'une manière complète toute la série des caractères des courants électriques sur une région restée douloureuse à la suite d'un traumatisme.

Obs. II. — Un second fait est celui du mécanicien L., de la Compagnie du Nord, tombé à Fives du haut de la partie la plus élevée du tender sur le sol, le 20 décembre 1876.

En février 1881, cet homme présentait encore dans la région dorso-lombaire, qui est restée douloureuse et comme affaiblie, *les mêmes caractères* que le chauffeur G. E. Il importe de noter toutefois que, sur ce sujet, il suffit d'une fatigue, même de minime importance, pour que la sensibilité de toute la région devienne exagérée. Et dans cet état, les deux côtés de la région lombaire deviennent également sensibles au moindre courant. D'un côté comme de l'autre, le soubresaut limité d'un muscle est très difficile à obtenir, parce qu'une minime quantité d'électricité suffit pour provoquer la contraction en masse de toute la région.

Il n'y a donc rien à déterminer chez ce sujet, lorsque son repos n'a pas été suffisant. Mais dans de bonnes conditions, on constate aisément les caractères signalés dans l'Obs. I.

Obs. III. — La troisième observation est celle du chauffeur Séraphin S., de la Compagnie du Nord, blessé le 14 mars 1880 à Hazebrouck, à peu près de la même manière que le mécanicien L.

Un an plus tard, cet homme éprouve encore quelques douleurs et surtout une sensation de lassitude très pénible, lorsqu'il a fait un travail prolongé ou violent. Le siège de cette douleur est circonscrit au flanc et à la partie plus postérieure du côté gauche, jusque vers le bord antérieur du carré des lombes.

La réalité de cette douleur a pu être établie : toujours le chauffeur S. S. a mieux perçu la sensation de passage du courant dans le côté gauche que dans la partie symétrique du côté droit.

Plusieurs fois il a été possible d'obtenir le soubresaut limité du corps charnu du muscle, lorsque les électrodes étaient appliqués du côté gauche, tandis que la même application restait sans résultat sur le côté droit.

Obs. IV. — Le chauffeur M. Cl., de la Compagnie des tramways à vapeur, est tombé le 5 novembre 1880 dans l'entrevoie, au moment précis où deux trains y suivaient les deux directions opposées.

Cet homme affirme, le 27 mars 1881, qu'il souffre dans diverses parties du tronc, surtout après un travail manuel un peu notable. On voit en effet sur le tronc les cicatrices de quelques excoriations.

L'exploration comparative du côté droit et du côté gauche permet de constater, tant par le pincement que par la piqûre, une plus grande sensibilité de la peau du côté droit du thorax et de l'abdomen, plus spécialement dans la région du flanc et dans celle de l'hypochondre.

L'exploration à l'aide de l'appareil Morin-Chardin a indiqué de la manière la plus positive que la sensibilité de ces parties était véritablement exagérée. Le passage d'un même courant électrique a toujours été mieux perçu dans toutes ces régions que dans les parties symétriques de l'autre côté. Toutefois il n'a jamais été possible d'obtenir le soubresaut limité du corps charnu avec un courant plus faible du côté douloureux que du côté relativement bon.

Le 9 avril suivant, l'exploration électrique a été pratiquée à l'aide d'un appareil pourvu, non pas d'une pile, mais bien d'un aimant, auquel on imprime un mouvement de rotation. Cette exploration a été douloureuse et n'a donné aucun résultat : le patient souffrait, mais il ne pouvait apprécier, ni le plus, ni le moins de douleur, que causait le passage de ce courant, que l'on ne peut pas mesurer sérieusement.

Il est nécessaire d'ajouter qu'en avril, cet homme suivait un traitement approprié, tandis qu'en mars il était très fatigué et sans soins.

Obs. V. — M. M. D., 37 ans, tombe de voiture le 9 août 1880, sur la route de Chamounix à St-Gervais. On constate une plaie du côté droit du front, faisant un lambeau large de 7 à 8 centimètres et recouvrant une fracture probable du frontal, et diverses autres plaies et contusions.

Neuf mois plus tard, il en résulte encore diverses douleurs, parmi lesquelles la plus tenace est localisée vers le milieu du pariétal droit.

L'exploration électrique par la méthode indiquée permet de reconnaître que cette partie est notablement plus sensible que la partie symétrique de l'autre côté.

Obs. VI. — Le chauffeur H. C., 32 ans, est blessé le 20 janvier 1881 au coup de tampon de Checques. Retrouvé sans connaissance, étendu sur le dos dans le tender et recouvert par des pains de sucre, machines à coudre, colis divers et débris de wagons provenant du train en stationnement.

Six mois plus tard, il éprouve diverses douleurs, tantôt dans la région lombaire, tantôt dans la tête.

L'exploration électrique permet de reconnaître avec la plus grande netteté, et quel que soit le courant employé, une sensibilité notablement plus marquée au niveau de la troisième lombaire que du côté droit et du côté gauche, au-dessus et au-dessous de ce même point. Bien que l'exagération de la sensibilité soit tout aussi certaine au niveau des crêtes iliaques, il n'a pas été possible de distinguer de quel côté la sensibilité est plus exagérée. Il n'y a donc pas lieu de rechercher le signe soubresaut limité du muscle.

Sur le crâne, où de larges et nombreuses plaies se trouvent actuellement cicatrisées, il existe un point douloureux au niveau du pariétal droit. Là aussi l'exploration électrique permet de reconnaître une très notable exagération de la sensibilité. Toutefois, on n'y peut parvenir que difficilement ; d'abord parce que les cheveux doivent être assez complètement écartés pour assurer les contacts sans toutefois exercer aucune pression ; ensuite parce que le point dont la sensibilité électrique est augmentée se trouve être singulièrement étroit. Ces difficultés ne sont cependant pas telles qu'on ne puisse acquérir la certitude et surtout établir jusqu'à l'évidence cette très notable différence de sensibilité à l'électricité [1].

Obs. VII. — Le visiteur-ambulant D. H. D., 38 ans, est renversé et contusionné fortement à Rœux, le 26 mai 1880, par la chûte d'une pesante pièce de fer d'une grue roulante.

En août 1881, il éprouve encore des douleurs dans toute la région dorso-lombaire et surtout une faiblesse qui devient rapidement de la fatigue et de la douleur après un travail un peu pénible.

L'exploration électrique permet d'apprécier que la sensibilité au courant du gros fil est plus marquée à droite qu'à gauche, tandis

---

[1] On peut remarquer que pour une expertise, on supprimerait aisément la première difficulté en rasant la tête du patient.

que la différence est en sens contraire, c'est-à-dire plus marquée à gauche, lorsqu'il s'agit du courant du fil fin, ou de la somme des courants. En aucun cas, il n'a été possible de trouver une différence appréciable entre les courants nécessaires pour déterminer le soubresaut limité d'un groupe musculaire sur l'un et sur l'autre côté.

Obs. VIII. — Le chauffeur D. L., 46 ans, est blessé le 2 janvier 1881, au coup de tampon de St-Amand. Il se plaint d'une douleur à l'épaule droite, sans que jamais il ait été possible d'observer ni déplacement, ni mobilité anormale, ni crépitation, ni ecchymose, ni *aucun* autre *signe physique de traumatisme*. On n'a observé depuis lors ni atrophie, ni refroidissement, ni surcharge graisseuse, ni noyau induré, ni trouble trophique.

Et cependant, tandis que tout le reste du personnel des deux trains (y compris son propre mécanicien, âgé de près de 50 ans) a continué ou repris très rapidement le service, et cela sans aucun inconvénient jusqu'à ce jour (25 août), cet homme affirme la persistance de sa douleur. Il se plaint en outre de l'impuissance de son membre supérieur droit.

M. le D\u1d63 Ch. Périer, qui a bien voulu examiner ce chauffeur le 13 juin, a constaté la même absence des signes physiques d'un traumatisme. Il a pu en outre, « moitié par persuasion, moitié par distraction, arriver à se convaincre que tous les mouvements de l'articulation sont libres. Il n'y a pas de raideur articulaire, » affirme-t-il.

Plusieurs autres chirurgiens sont arrivés à ce même résultat.

Il y avait donc quelque intérêt à pratiquer dans ce cas l'exploration électrique décrite plus haut.

Cette exploration faite avec soin et renouvelée en plusieurs séances, tant à l'aide du gros fil qu'à l'aide du fil fin, ou de la somme des courants, a toujours donné des résultats identiques : la sensibilité est la même des deux côtés, et on n'obtient pas plus aisément d'un côté que de l'autre le soubresaut limité d'un groupe musculaire.

Les résultats qui viennent d'être exposés ne sont pas encore assez nombreux, surtout pour une méthode, qui présente le grave inconvénient d'être d'une réelle délicatesse, et d'exiger de la part du médecin une certaine habitude de l'électro-thérapie ; ces résultats ne sont pas suffisants pour asseoir des conclusions définitives.

Toutefois, le médecin expert dispose de si peu de ressources pour **apprécier l'élément douleur** consécutif à un traumatisme ancien, qu'il pourra être opportun de faire connaître les conclusions suivantes, que nous proposons avec les réserves que méritent toujours des appréciations provisoires :

CONCLUSIONS. — Pour reconnaître si une douleur, qui est attribuée à un traumatisme ancien, est simulée, il y a lieu de faire l'exploration comparative de la partie indiquée et de la partie symétrique, en se servant d'un courant induit et interrompu d'une grande régularité.

On procède par tâtonnements ; et on évite les courants d'une forte intensité, qui troublent complètement toute l'exploration et s'opposent à la continuation immédiate de la séance d'exploration.

1° Il est possible de trouver un courant de telle intensité, que la sensation de passage de ce courant n'est pas perçue par le patient, lorsque les électrodes sont appliqués sur le côté le moins douloureux ; tandis que cette sensation est parfaitement perçue, lorsque l'application est faite du côté opposé ;

2° On arrive souvent aussi à trouver un courant de telle intensité, que le passage de ce courant, continué pendant un temps suffisant, détermine une contraction musculaire, que l'observateur apprécie aisément par le soubresaut limité d'un corps charnu, lorsque les électrodes sont appliqués sur le côté le plus sensible et le plus douloureux ; rien d'analogue, lorsque les électrodes sont appliqués de l'autre côté, qui ne donne ce résultat que par l'action d'un courant plus intense.

3° Il importe de noter que ce résultat ne peut être obtenu, si le courant employé est trop intense ; si la pression exercée par les électrodes est exagérée ; si le sujet est trop fatigué ; si les téguments ne sont pas parfaitement découverts ; et encore si l'exploration n'est pas assez multipliée pour atteindre toute la partie, (fut elle très étroite) où la douleur peut être localisée;

4° Enfin pour une recherche aussi délicate, il est indispensable d'employer un appareil, dans lequel l'induction est produite par le courant fourni par une pile. Tout appareil dans lequel l'induction est obtenue par la rotation d'un aimant est un appareil insuffisant.

Lille-Imp. L. Danel.